Introduction aux méthodes d'après l'enseignement de Grigori Grabovoi

« Sauve tage général et développement harmonieux »

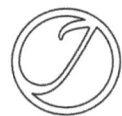

Svetlana Smirnova et Sergey Eletskiy

Éditions Jelezky Publishing, Hambourg
www.jelezky-publishing.eu

Couverture
Sergey Jelezky | www.jelezky.com

Traduit de l'allemand par
Stefan Gutwin

1ère édition | Première édition française, decembre 2013

Pour l'édition allemande ©2011 Copyright Grigori Grabovoi, Svetlana Smirnova, Sergey Eletskiy. Pour l'édition française ©2013 Copyright Grigori Grabovoi, Svetlana Smirnova, Sergey Eletskiy

Toute représentation ou reproduction intégrale ou partielle faite sans le consentement de l'auteur ou de ses ayants droit ou ayants cause est illicite. Il en est de même pour la traduction, l'adaptation ou la transformation, l'arrangement ou la reproduction par un art ou un procédé quelconque. (Article L122-4 du Code de la Propriété Intellectuelle.)

ISBN 978-3-943110-86-9

Pour plus d'informations, veuillez consulter notre site Internet
Centre SVET, Hambourg
www.svet-centre.eu

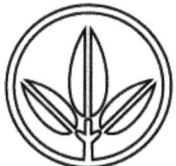

Table des matières

01. «Ô être humain» > appel de *Grigori Grabovoi* — 05

02. Préface — 06

03. L'enseignement de Grigori Grabovoi au sujet du sauvetage général et du développement harmonieuxi — 09

04. Exercices de concentration et contrôle de l'information en vue de restaurer la norme — 14

05. Les méthodes pour travailler avec le livre de Grigori Grabovoi — 16
    > *Normalisation du poids corporel* — 17
    > *Restauration de l'acuité visuelle* — 18
    > *Technologies de rajeunissement* — 19
       > *Concentration sur une photo* — 19
       > *Concentration sur des plantes* — 20
       > *Concentration sur des pierres* — 21

06. Méthodes pour travailler avec les chiffres — 22
    > *L'extraction d'un résultat, événement ou objectif à partir d'un chiffre* — 22
    > *Le contrôle d'événements à l'aide du chiffre huit (8)* — 24
    > *Concentration sur le chiffre trois (3)* — 26

07. Méthodes de contrôle de la réalité par le biais des couleurs des éléments de perception — 27
    > *Concentration sur une couleur choisie* — 27
    > *Concentration sur les couleurs arc-en-ciel* — 30

08.	Diagnostic à l'aide de la couleur blanche	31
09.	Contrôle des événements à l'aide d'ondes sonores	32
10.	Travailler avec les sphères et d'autres formes géométriques	34
	> *Contrôle des événements à l'aide d'un double cône de révolution*	34
	> *Création de cellules salvatrices*	*37*
	> *Restauration de la colonne vertébrale*	*39*
11.	Méthode en vue d'une harmonisation de vos affaires professionnelles	42
12.	Méthode applicable à diverses situations que l'on souhaite résoudre	42
13.	Technique pour gérer les problèmes	44
14.	Restauration d'organes pairs	46
15.	Diagnostic par le biais de la concentration sur les segments du corps	48
16.	Méthode de protection	50
17.	À propos de Grigori Grabovoi	52
18.	Le Centre de techniques spirituelles SVET	53
19.	Bibliographie	55

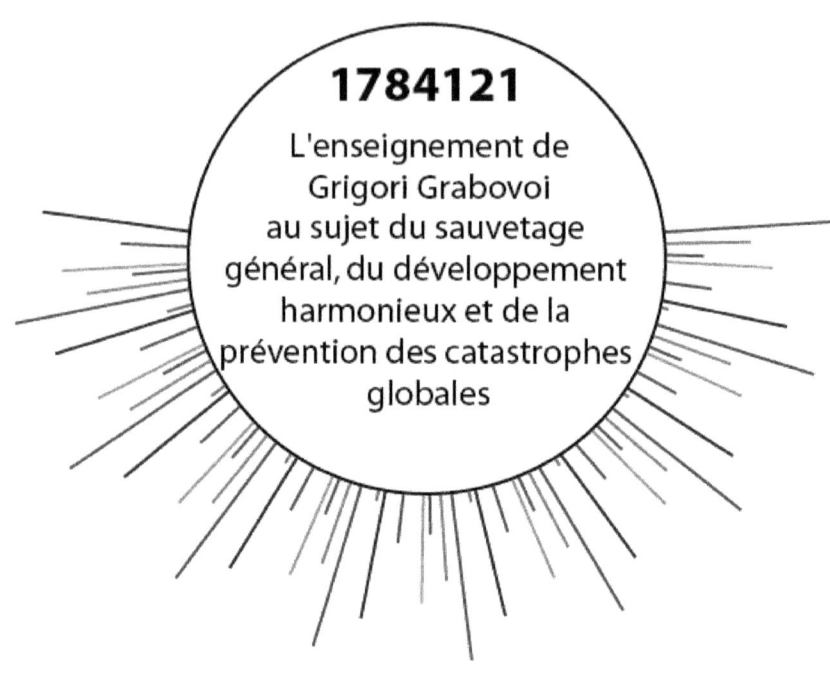

1784121

L'enseignement de Grigori Grabovoi au sujet du sauvetage général, du développement harmonieux et de la prévention des catastrophes globales

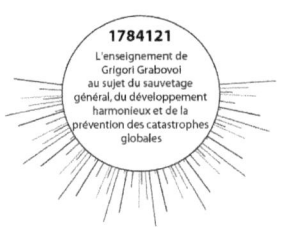

Ô être humain !
Tu es le monde. Tu es l'éternité.
Tu as des pouvoirs immenses.
Ton potentiel est sans limite.
Tu es l'incarnation du Créateur.
Sa volonté est en toi,
il t'a destiné à changer le monde.
Son amour est en toi.
Comme lui, qui t'a créé, tu dois aimer tout ce qui est vivant.
Ne rends pas ton cœur amer, aie de bonnes pensées et fais de bonnes actions.
Le bien reviendra pour durer, sa longévité est inégalée.
L'amour te procurera l'immortalité,
la foi et l'espérance te procureront la sagesse.
Grâce à la foi et à l'amour,
tes pouvoirs invisibles renaîtront.
Et tu obtiendras ce dont tu rêves.
L'immortalité est le vrai visage de la vie.
Tout comme la vie est la trace de l'éternité.
Crée, pour vivre dans l'éternité.
Vis, pour créer l'éternité

Grigori Grabovoi

Chère lectrice, cher lecteur,

Depuis plus de onze ans, nous nous consacrons à l'enseignement de Grigori Grabovoi et aux méthodes et techniques qui accompagnent cet enseignement. En 2010, nous avons publié un premier guide intitulé « Heilungsmethoden mit Hilfe des Bewußtseins » en langue allemande, lequel a permis à beaucoup de personnes de découvrir le savoir de G. Grabovoi pour la première fois. Avec l'ouvrage que vous tenez entre les mains, « Introduction aux méthodes d'après l'enseignement de Grigori Grabovoi », nous aimerions continuer à vous informer sur son enseignement. Il est basé sur la conception humaniste du « sauvetage général et développement harmonieux du monde intérieur et extérieur ». Fort de cette conception, Grabovoi incite l'humanité à réorienter sa façon de penser, pour être une force motrice sur Terre, qui travaille à protéger et à préserver l'habitat, l'espace vital et les conditions de vie de tous les êtres vivants, et à prévenir d'éventuelles catastrophes. D'après l'enseignement de Grigori Grabovoi, chaque humain peut être le maître de son destin : en se servant de son âme, de son esprit et de sa conscience, il peut contrôler de façon active les événements de sa vie, y compris sa santé individuelle et la santé collective de tous les humains. Les ateliers que nous proposons et la documentation qui les accompagne servent également ce but. Dans la pratique, il s'agit moins de méditation, mais d'une concentration consciente, afin d'orienter la pensée active, ciblée dans la direction souhaitée pour nous permettre d'accomplir une tâche personnelle que nous nous sommes donnée, qui nous passionne ou que nous avons reçue « d'en haut ». Un des aspects de cette tâche concerne le bonheur général de tous les éléments dans l'Univers, car la qualité de nos pensées dans le cadre de « la norme de la Création » augmente ou bien diminue la vitesse à laquelle nous obtenons des résultats pour notre personne.

À l'échelle universelle, il n'existe qu'un seul et unique but : l'évolution éternelle, infinie dans la conscience de l'amour inconditionnel de Dieu, de qui nous sommes le produit et de qui nous possédons en nous et en nos actes les qualités, qualités que nous sommes amenés à développer. Une fois que nous avons compris cela, nous comprenons également que tout ce qui arrive est pour notre bien. G. Grabovoi écrit à ce propos :

« ***La tâche (de toute notre vie)*** consiste à traduire le savoir de notre âme en une forme logique afin de pouvoir l'utiliser de façon consciente. »

Pour ce faire, nous avons besoin du savoir qui provient du Créateur ! Toutes les méthodes de sauvetage, de restauration de notre corps et de contrôle des événements dans notre vie, que Grigori Grabovoi nous propose, sont fondées sur le savoir unique qu'il a reçu du Créateur. Il a exprimé ce savoir unique en utilisant des termes et des concepts de la science moderne. « Or, Grabovoi n'a pas seulement élaboré des méthodes pour le sauvetage de l'humanité. Son plus grand mérite consiste à avoir redéfini les lois qui gouvernent le monde subtil en examinant celui-ci. Le monde subtil est totalement inconnu de la plupart des scientifiques, alors qu'on est parfaitement en mesure de travailler avec ce monde, si on est en possession du savoir concernant les lois qui le gouvernent. » (cf. W. J. et T. S. Tichoplaw: « Die Lehre von Grabovoi. Theorie und Praxis. Teil 2 »)

Dans son livre « Angewandte Strukturen der Ebene der schaffenden Informationen », Grigori Grabovoi décrit la façon dont l'homme est conçu (« créé »). Il explique aussi que l'homme, de par ses structures mentales, est en lien direct et en interrelation avec l'Univers entier (la réalité extérieure). Grâce à la compréhension de ces relations et de ces structures mentales, on se rend compte que chaque humain est directement et indissociablement relié avec le monde entier et que, par le biais de sa pensée, de ses émotions et de ses actes, il provoque un impact (un changement) dans ce monde. De la même façon, un changement dans la réalité extérieure provoque un changement de la réalité intérieure de l'homme.

Ainsi, si nous prenons en compte le caractère évolutif de notre conscience, nous comprenons que les événements désagréables dans notre vie, y compris les maladies, sont des « leçons » par lesquelles nous devons passer, afin de structurer notre conscience en vue de l'accomplissement de la tâche que Dieu nous a donnée : l'évolution éternelle et harmonieuse de la réalité.

Afin de vous aider à mener à bien la réalisation de vos tâches personnelles, nous avons rédigé ce deuxième guide en espérant qu'il vous facilitera la compréhension des méthodes de Grabovoi, qui ne sont pas toujours aisément intelligible pour le non-initié. Ce livre est donc censé vous aider à vous repérer dans les méthodes et techniques proposées par Grabovoi, afin de pouvoir les utiliser pour vous-mêmes ou pour d'autres personnes. Idéalement, vous emploierez ces méthodes comme mesure préventive ou dans le sens d'un travail positif pour la santé physique, psychique et mentale. Ainsi, vous pourrez participer au sauvetage individuel et général et au développement harmonieux du grand tout. C'est un plaisir pour nous de vous accompagner dans votre chemin !

Bien cordialement
Svetlana Smirnova | Sergey Eletskiy
Centre SVET, Hambourg | Private Academy for the Human Being

L'enseignement de Grigori Grabovoi au sujet du sauvetage général et du développement harmonieux

Le premier des objectifs de l'enseignement de Grigori Grabovoi au sujet du « sauvetage général et du développement harmonieux » est le sauvetage de l'ensemble de tout ce qui existe, mais aussi de tout être pris individuellement. Il s'agit de garantir un développement éternel, créateur et harmonieux. Une des fonctions principales de l'enseignement de Grigori Grabovoi est d'empêcher très concrètement une éventuelle catastrophe globale.

« La mise en pratique de mon enseignement consiste à ce que ceux qui le suivent, pour commencer, orientent leurs actes en s'inspirant de la conscience censée sauver tous les êtres vivants et empêcher une catastrophe globale, et qu'ils accomplissent par là même leurs tâches individuelles. Dans ce cadre, la lumière de la conscience s'étend jusqu'à la représentation mentale d'un événement et le contrôle de celui-ci. Cela signifie que plus vous utilisez les méthodes et techniques de l'enseignement de Grigori Grabovoi afin de résoudre vos problèmes individuels, mieux c'est pour le sauvetage de la collectivité. Ceci explique pourquoi, en utilisant l'enseignement de Grigori Grabovoi et en contribuant à sa diffusion, vous obtiendrez des résultats très rapidement, car, comme le dit une loi universelle : celui qui agit pour le bien général, bénéficie du soutien du Créateur. »
Grigori Grabovoi: „Der grundlegende Kurs der Strukturierung des Bewusstseins"

L'univers entier est composé d'objets d'information, le monde entier est un système informatif hautement complexe. Les informations jouent un rôle fondamental dans la vie de tout être humain. Les êtres vivants sur Terre existent depuis leur naissance et jusqu'à la fin de leur existence sous forme d'objet d'information au sein d'un champ informatif. La vie sur Terre ne serait pas possible si les êtres vivants n'étaient pas en mesure de capter les informations qui leur arrivent depuis leur environnement extérieur, s'ils n'étaient pas en mesure de les comprendre, de les traiter, de les utiliser et de les transmettre à d'autres unités d'information.

Tous les objets du monde sont reliés entre eux par des liens d'ordre informatif. Ainsi, en changeant un de ces liens de façon fondamentale, on est en mesure de changer le système entier. Grigori Grabovoi a développé la méthode du contrôle conscient de systèmes. Au centre de sa préoccupation se trouve la question de savoir comment le système informatif qu'est l'homme se trouve influencé par la conscience et par la perception. Selon Grabovoi, le volume total des informations est constitué des informations de la matière, celles de la conscience et celles de l'environnement extérieur. Conformément à la loi de conservation de l'information, le fait d'effectuer un changement du volume des informations d'un de ces domaines résulte en un changement du volume des informations des autres domaines.

L'humain est un objet informatif, et par conséquent, les maladies qui peuvent l'affecter sont également des objets informatifs. De même, une situation donnée représente un ensemble d'objets informatifs qui y participent et de liens qui existent entre eux. Doté de capacités mentales qui lui permettent de créer tout ce qu'il souhaite, l'humain est en mesure de créer des objets informatifs, de leur transférer les qualités nécessaires et, grâce à eux, d'interagir avec le champ informatif extérieur. Bref, les humains exercent constamment un contrôle ! Une certaine forme de contrôle est exercée par les humains de façon inconsciente. C'est ce même contrôle qui nous protège des catastrophes et des cataclysmes (qui ne sont rien d'autres que des catastrophes énormes, détruisant tout sur leur passage).

Dès que l'humain unit de façon consciente sa mission individuelle à la mission globale du sauvetage collectif, une transition a lieu du niveau physique du contrôle exercé vers le niveau de la pensée. En appliquant la technique décrite dans ce livre, la pensée même devient contrôle.

Question à Grigori Grabovoi: qu'est la maladie ?
Une maladie est un problème de conformité des désirs et des besoins d'une personne avec les tâches personnelles qu'elle a dans le monde. Nous devons considérer la maladie du point de vue des relations harmonieuses dans le monde. Si quelque part, dans un être, une situation, un événement, l'harmonie est troublée, il en résulte un mal-être.

Grigori Grabovoi, quelle est votre conception de la santé ?
La santé est un état de la réalité caractérisé par la plus grande harmonie possible dans les relations entre l'homme et le monde extérieur. La santé est loin d'être une simple question d'état physique. C'est un phénomène éthique, social, voire politique. La santé est le système de relation dans lequel un corps sain existe. (G. P. Grabovoi : « Die Technologien der Rettung », interview avec Grigori Grabovoi)

Au fil des discussions et suite aux questions qui nous ont été posées, nous avons établi un glossaire de la terminologie qui apparaît dans les ouvrages et dans les ateliers de Grigori Grabovoi. Ce glossaire vous aidera à comprendre correctement la signification des informations qui seront présentées. Les définitions des termes fondamentaux, tels que « âme », « esprit », « conscience », « perception » et « corps physique », sont extraites des livres et des conférences de Grigori Grabovoi. Il s'agit de termes clés fondamentaux, dont vous risquez de ne pas trouver le véritable sens dans les dictionnaires du 20e et 21e siècle.

L'âme est cette « substance » qui a été créée par le Créateur à l'image de l'éternité du monde : un élément éternel du monde éternel. L'âme est imperturbable, elle existe comme structure organisatrice du monde. Par conséquent, c'est elle qui est en principe à l'origine de la création d'autres concepts, tels l'esprit. Dans un certain sens, les actes de l'âme sont l'esprit. Ainsi, en perfectionnant la base de l'esprit pour obtenir une évolution créatrice du monde, on peut changer l'âme. Selon un des principes de la « résurrection », la vie éternelle nécessite une évolution de l'âme. En effet, dans le cadre de la vie éternelle, en fonction de l'état d'évolution de l'humain et de la société, toutes les missions se voient renouvelées ou de nouvelles missions surgissent. L'évolution de l'âme est donc incontournable pour que l'homme soit en mesure de maîtriser les nouveaux défis auxquels ils doit faire face. L'âme est une œuvre personnelle du Créateur : il s'agit de la lumière du Créateur (et de la Création). Elle existe dans un certain espace « absolu », dans lequel elle a été créé par Dieu, le Créateur.

La conscience est une structure qui permet à l'âme de contrôler le corps. L'âme, dont la partie matérielle est le corps, agit sur la réalité par l'intermédiaire de la structure de la conscience. Au sens large, la conscience est donc une structure qui unit le monde matériel au monde spirituel. En changeant la conscience, on peut altérer l'esprit et par là même, les actes. Cela revient à dire que l'âme, étant donné qu'elle fait partie intégrante du monde, est présente lors de tous les événements dans le monde. Le changement de la conscience humaine entraîne ainsi un changement de tous les autres éléments du monde. L'évolution de l'homme, son perfectionnement, est intimement liée à l'évolution de sa conscience. La mission principale de l'homme consiste ainsi en un changement de son état de conscience et en une ascension en vue d'accéder à des états de conscience de plus en plus évolués.

Un des termes clés dans l'Évangile est « le royaume de Dieu ». Le royaume de Dieu est en premier lieu cet état évolué de conscience. L'ascension vers des états de conscience de plus en plus évolués est ce qu'est réellement le chemin vers Dieu. Ainsi, on comprend mieux la phrase selon laquelle « le royaume de Dieu se trouve à l'intérieur de nous-mêmes ». Car si « le royaume de Dieu » est un état évolué de conscience, il se trouve bien entendu aussi à l'intérieur de nous. Et si Jésus nous demande sans relâche « réveillez-vous ! », c'est à prendre au pied de la lettre. Ce que nous prenons pour l'état éveillé est en réalité, comparé aux états évolués de conscience, un état de rêve profond que l'on peut comparer aux rêves éveillés ainsi qu'aux rêves que nous faisons pendant notre sommeil.

La conscience véritable est une conscience qui reflète la réalité du monde dans le continuum espace-temps infini. Cette forme de conscience nous permet de vivre éternellement et d'évoluer éternellement. La conscience véritable reflète de façon adéquate le système de l'évolution du monde dans le temps infini et dans l'espace infini. Elle possède la qualité de la réflexion de la réalité dans son ensemble au sein de chaque petit élément qui la constitue ; c'est là le principe de l'hologramme. La conscience véritable évolue parallèlement à l'évolution spirituelle d'un individu. Dans ce contexte, il est important de se rappeler que même la moindre des cellules est liée au macrocosme dans son ensemble. Selon la loi des interrelations générales, des changements au niveau du microcosme peuvent effectivement avoir des répercussions au niveau du macrocosme.

La conscience élargie est un état dans lequel la perception s'élargit et commence à percevoir l'étendue globale de la conscience.

La perception est une partie de la conscience, un instrument de contrôle, qui projette la réalité dans la conscience individuelle.

La matière est le passé de la conscience.

Exercices de concentration et contrôle de l'information en vue de restaurer la normex

La concentration de notre conscience peut amener un changement radical de la structure du monde entier.

À l'aide de la concentration de la conscience sur un organe de notre corps, par exemple, on peut influencer l'état de cet organe, le guérir. En fonction du travail qu'effectue l'humain sur lui-même, de son évolution, de sa grandeur spirituelle, il se produit une concentration de plus en plus grande de sa conscience.

La concentration de la conscience est ici synonyme de l'augmentation de la densité informationnelle, de l'agrandissement du stock d'informations dans l'espace homogène qui constitue la matière.

Si, au cours de l'évolution de l'humain, la concentration de sa conscience atteint une valeur donnée dans un espace donné, cet espace commence à se soumettre à l'homme. Dans un tel cas, la structure même du monde change : ce n'est plus le monde qui décide de la structure de l'homme, c'est l'homme qui décide.

Lorsque la concentration de la conscience dépasse la concentration de la matière, par exemple d'une voiture, l'homme sera invincible, indestructible. Les pensées, les paroles et les actes de l'homme seront les éléments décisifs ; les voitures, les bâtiments, les planètes et les autres objets matériels seront secondaires. C'est là le niveau suivant de l'existence.

C'est la raison pour laquelle je transmets ce savoir. Il s'agit de connaissances nouvelles qui permettront aux humains de contrôler les mondes, une fois qu'ils auront acquis ce nouveau système de savoir.

Ce sera un niveau d'existence tout à fait différent. Il n'y aura plus de décomposition, mais des processus tout à fait différents qui auront lieu. Il s'agira de processus de renouvellement des mondes, c'est-à-dire de processus au cours desquels les structures éternelles génèreront davantage de structures éternelles et le statut d'éternité sera transformé en un autre statut d'éternité.

Dans ce cas, une forte compression de la conscience aura lieu, par laquelle la vitesse de l'échange des informations se trouvera nettement accélérée, si bien que de toutes nouvelles structures apparaîtront : des structures de la conscience la plus évoluée, de la vie la plus évoluée. Sur ces plans, la pensée est l'acte, et l'acte est la pensée.

Grigori Grabovoi

> Notre conscience possède un grand pouvoir créateur. À travers la conscience, différents processus de création et de contrôle ont lieu, et notre âme est la structure qui dirige tout cela.

> Lorsqu'on commence à travailler avec les techniques du contrôle de la réalité, l'idéal est de procéder en activant au maximum ses ressources intérieures.

> Pendant la concentration, vous devez constamment garder à l'esprit l'objectif que vous souhaitez atteindre. Cet objectif peut être la réalisation d'un événement souhaitable, y compris l'élimination d'une maladie.

> Préparez-vous mentalement à créer les événements dont vous avez besoin de la même manière que le Créateur le fait.

> Pendant la concentration, vous devez vous efforcer de ressentir la lumière de votre âme qui, partant du troisième œil, illumine l'objet de votre concentration d'un faisceau lumineux. L'effet s'en trouve ainsi fortement augmenté.

Les méthodes pour travailler avec le livre de Grigori Grabovoi « La reconstruction du corps physique à l'aide de la concentration sur des nombres »

Les nombres ne sont pas uniquement des symboles mathématiques, mais aussi de l'énergie du Créateur. En travaillant avec un nombre ou une série de nombres, une guérison est possible.

Vous pourrez ainsi choisir un nombre dans le livre de Grigori Grabovoi, qui soutient la guérison d'une certaine maladie. Vous placerez ce nombre dans une sphère, laquelle vous réduirez mentalement jusqu'à obtenir une sphère de la taille d'une tête d'allumette. Ensuite, vous absorberez les vibrations de guérison et vous les garderez dans votre corps pendant un certain temps.

Il est également possible de s'imaginer les nombres et les séries de nombres dans des lumières et des couleurs différentes.

Tous les exercices de concentration doivent être effectués dans un état d'esprit d'inspiration, c'est-à-dire que l'on doit auparavant entrer dans précisément cet état d'esprit.

Normalisation du poids corporel

01. Introduisez le nombre 4812412 (obésité) dans une petite sphère.
02. Réduisez la sphère jusqu'à obtention d'un point et placez-la mentalement dans votre ventre.
03. Introduisez le nombre 1823451 (maladies métaboliques) dans une autre petite sphère et placez celle-ci mentalement dans votre hypophyse.

Restauration de l'acuité visuelle

Première variante

01. Placez le nombre 1891014 (maladies oculaires), responsable de la régulation de l'acuité visuelle, dans une petite sphère.
02. Comprimez la sphère jusqu'à la taille d'une balle de tennis et placez-la mentalement à l'intérieur de votre tête.
03. Enlevez vos lunettes et imaginez-vous une lumière blanche argentée émaner de la sphère et sortir de vos yeux, telle les faisceaux de deux projecteurs.

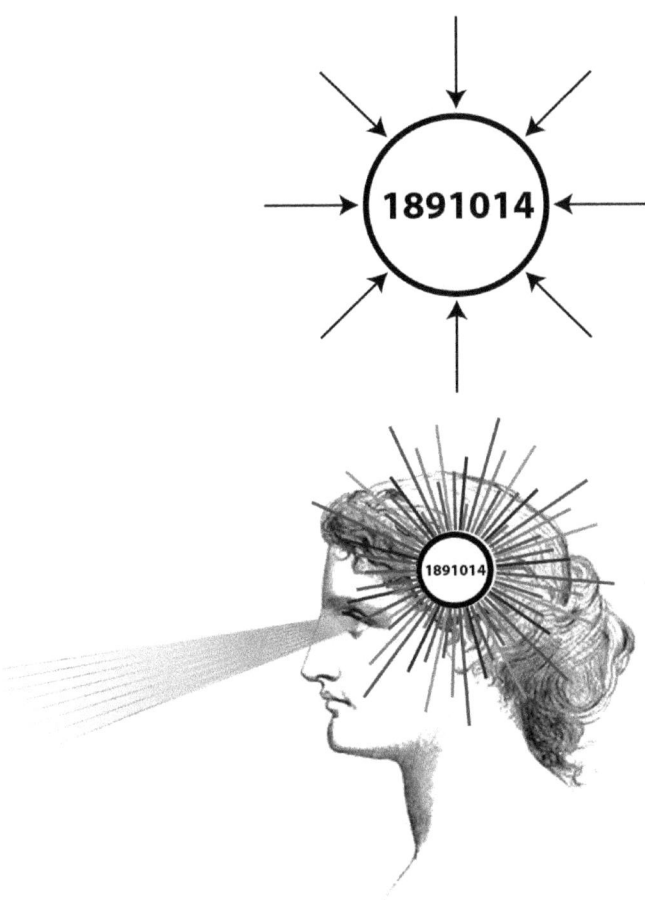

Deuxième variante

Introduisez mentalement une cellule salvatrice (cf. « Création de cellules salvatrices ») – indépendamment du genre de maladie oculaire dont vous souffrez – dans le globe oculaire et faites-la se multiplier dans le sens des aiguilles d'une montre.

Les cellules salvatrices pourront ainsi apporter l'information normalisatrice aux cellules malades. Cette information normalisatrice contribue à la restauration de l'acuité visuelle normale.

Technologies de rajeunissement

01 | Concentration sur une photo

Choisissez une photo de vous-même sur laquelle vous êtes jeune et heureux (ou heureuse). Positionnez-la devant vous, à hauteur de vos yeux. Dans l'espace entre votre visage et la photo, imaginez-vous les nombres suivants et concentrez-vous sur ces nombres :

2145432   et   2213445

En plus de cela, vous pouvez illuminer les nombres d'une lumière blanche argentée. Si vous préférez noter les nombres sur la photo, cela est possible également ; notez-les alors de façon à les voir à hauteur de votre front, une fois la photo en place. Pendant la concentration, souvenez-vous des moments les plus heureux de votre jeunesse et de votre vie présente, et imaginez-vous des moments de grand bonheur dans l'avenir. Il est tout à fait possible de répéter cet exercice plusieurs fois par jour, afin de permettre à cette représentation de se consolider dans votre conscience.

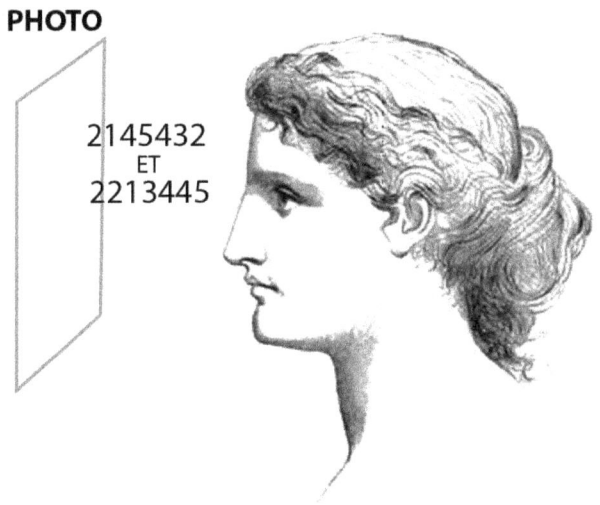

02 | *Concentration sur des plantes*

1234814   et   1421384

Placez chaque nombre mentalement sur la feuille d'un arbre ou d'une plante ou sur une branche d'un arbre. Positionnez-vous mentalement à droite de la feuille ou de la branche. Vous devez vous imaginer vous-même sous la forme qui vous plaît le plus.

Lors de cette concentration, on utilise le principe de la réflexion. Ce principe fonctionne de la manière suivante : la concentration passe par une plante. Cette plante peut être physiquement présente, telle qu'elle existe dans la réalité extérieure. Dans ce cas, vous pourrez simplement regarder la plante pendant la concentration. D'autre part, vous pourrez vous imaginer une plante mentalement. Dans ce cas-là, vous vous concentrez sur la forme imaginée de la plante.

Pendant que vous vous concentrez sur la plante de votre choix, vous vous imaginez que l'événement que vous souhaitez se produire est formé dans la lumière qui est reflétée par la plante. Ou plus exactement, vous ne vous imaginez pas cet événement, vous le voyez se dérouler « réellement » sous vos yeux. Vous le construisez « réellement » devant vous. Un événement qui a été créé grâce à cet exercice sera harmonieux. Le fait que la plante existe d'ores et déjà de façon harmonieuse dans ce monde favorise ce processus.

03 | *Concentration sur des pierres*

8275432   et   8223745

Vous devez projeter ces nombres sur des pierres et vous imaginer une image qui vous montre en bonne santé, jeune et heureux (ou heureuse).

Concentrez-vous sur un cristal ou une pierre, voire sur un grain de sable, cela suffit complètement. Dès que vous avez choisi une pierre, quelque soit sa taille, imaginez-vous une sphère qui l'englobe. C'est la sphère informationnelle. Avec votre vision intérieure, vous voyez apparaître à l'intérieur de cette sphère tous les événements que vous souhaitez avoir lieu, exactement de la manière dont vous souhaitez qu'ils aient lieu. Vous posez les événements dont vous avez besoin simplement dans cette sphère.

(tiré de Grigori Grabovoi, « Méthodes de concentration », ISBN : 978-3-943110-00-5)

Méthodes pour travailler avec les chiffres

Si nous travaillons sur une situation donnée, nous évoquons la norme. Mais quelle est cette « norme » ? Il est important de garder cela à l'esprit : La norme est le développement harmonieux, le sauvetage général, l'état de l'éternité et de l'amour, conformément à la norme de la Création (du Créateur).

Technique N° 1
L'extraction d'un résultat, événement ou objectif à partir d'un chiffre

a > Imaginez-vous un chiffre comme une forme dans l'espace. Vous pouvez choisir le nombre que vous voulez, par exemple le 1.

Ensuite, inscrivez mentalement dans ce chiffre l'information concernant un événement, un résultat ou un objectif que vous souhaitez obtenir.

Puis, compressez cette structure de tous les côtés jusqu'à obtention d'un point. Ce processus de compression extrait pour ainsi dire le résultat souhaité qui se manifeste dans la réalité.

b > Si vous avez des difficultés à visualiser, vous pouvez alternativement utiliser la méthode suivante :

Prenez une feuille de papier, dessinez le chiffre en question et inscrivez le résultat souhaité à l'intérieur de celui-ci (cf. illustration « Information »).

Ensuite, chiffonnez le papier jusqu'à obtenir une boule. Vous aurez le même résultat : une extraction du résultat souhaité qui se manifeste dans la réalité.

Une fois initialisé, le processus de la « normalisation » se poursuit automatiquement. C'est là, la clé de la méthode !

Idéalement, vous procédez de la même manière que le Créateur : vous créez une fois pour toutes (c'est ainsi que le monde fut créé). Donc, prenez conscience du fait qu'il s'agit d'un travail que vous faites une fois pour toutes !

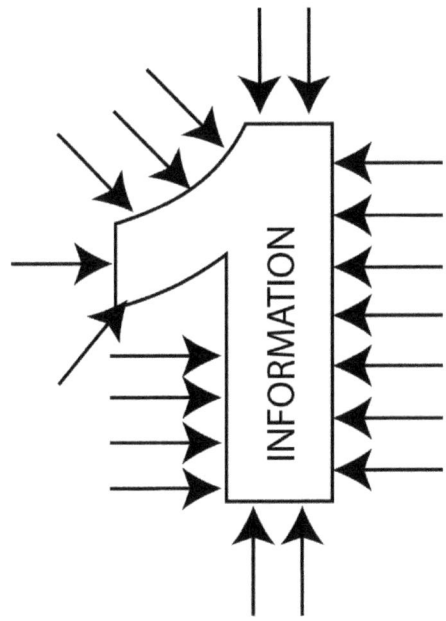

> Question
En appliquant les nombres de Grabovoi à différentes maladies, sur quoi devons-nous nous concentrer précisément ?

> Réponse
Vous ne vous concentrez pas sur la maladie, mais sur la norme, autrement dit sur l'information qui entraîne cet état de norme (de la Création). Cette information est comprise dans les nombres naturellement, car les nombres sont eux-mêmes l'éternité et la norme. Entendez par là : la vie éternelle, le développement harmonieux et le sauvetage général.

Grabovoi a orienté son enseignement à propos du sauvetage et du développement harmonieux vers la norme de la Création. C'est la raison pour laquelle chaque nombre porte en lui-même la norme de la Création. Donc, concentrez-vous sur la norme !

Technique N° 2
Le contrôle d'événements à l'aide du chiffre huit (8)

On commence par diviser le chiffre 8 en deux parties, une partie supérieure et une partie inférieure. (Vous pouvez choisir le chiffre que vous voulez, mais le chiffre 8 est optimal pour cet exercice.) Dans la partie supérieure, on inscrit l'état de norme du Créateur, tel qu'il est défini par Grabovoi, et dans la partie inférieure, l'accomplissement d'une tâche ou l'obtention d'un résultat.

Pour que l'événement se réalise, inscrivez dans la partie inférieure du 8 :

> Le chiffre **un** (1), qui représente **le commencement de notre acte** (notre décision d'agir) et qui apporte une connotation positive de l'événement en question.

> Le chiffre **deux** (2), qui représente **l'acte en lui-même** (notre activité relative à cet acte) dans le sens d'une manière d'agir bien ciblée vers l'objectif à atteindre.

> Le chiffre **trois** (3), qui représente **le résultat de notre acte** (le résultat souhaité de notre activité), le dénouement dans le sens de la norme de la Création.

> Les chiffres **quatre** (4) à **neuf** (9), qui représentent **l'évolution des événements** (« les processus flous », les aléas) dans le cadre de notre activité. Il se peut qu'au fil de notre activité, nous devions franchir plusieurs étapes ou effectuer des actes alternatifs, afin d'atteindre l'objectif défini. Cela dépend

de l'interaction de l'humain avec des événements intérieurs et extérieurs, de la forme physique de l'humain et de ses conditions de vie.

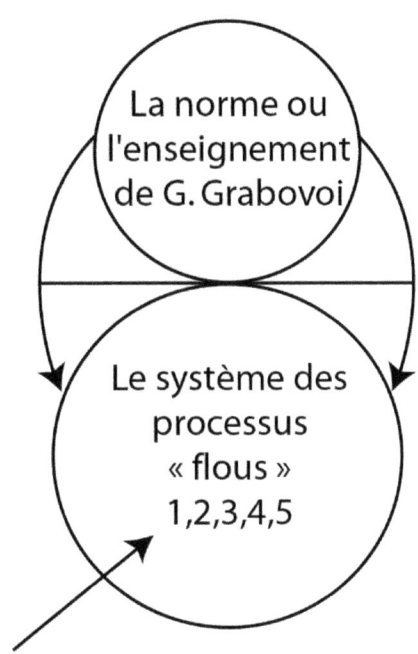

Un exemple
Nous voulons passer le permis de conduire.

Dans la partie supérieure du 8, nous inscrivons la „norme", qui est conforme à la Création, sans connaître les détails de cet état de norme.

Dans la partie inférieure, nous inscrivons 1) notre souhait de « posséder le permis », 2) ce que nous devons faire pour l'obtenir : « prendre des leçons de conduite et passer des examens » et 3) « j'ai le permis ». En plus de cela, nous inscrivons les chiffres 4) à 9) pour noter d'éventuelles étapes supplémentaires pour atteindre notre objectif. Ce faisant, nous avons « désamorcé » les variantes incertaines, et nous pouvons nous consacrer à notre tâche en toute tranquillité.

Technique N° 3
Concentration sur le chiffre trois (3)

Cette technique s'appuie sur nos facultés logiques et sur une perception nette de la réalité, dans les cas où nous savons exactement que l'avenir prévu existe. Si vous avez construit le fil logique avec précision, vous avez effectivement créé l'événement sur le plan de la logique.

Vous vous préparez de façon ciblée au résultat d'un acte. Vous savez exactement quel sera le résultat que vous obtiendrez, sans connaître dans le détail les étapes qui vous y mèneront. Vous savez que le chiffre trois contient la logique d'un acte précédent, quel qu'il soit. Ainsi, vous êtes en mesure de normaliser une situation, quelle qu'elle soit. Le résultat sera tel qu'il vous livrera au moins des connaissances utiles par rapport au résultat escompté.

La concentration sur le chiffre trois crée des variantes de l'évolution logique. Dans le chiffre trois la logique du Créateur se joint à la logique de l'homme.

Un exemple
Vous avez le projet de partir en vacances.

Vous planifiez votre voyage jusqu'à votre retour à la maison. Vous êtes en parfaite santé et heureux (ou heureuse), après avoir passé des vacances magnifiques. Votre vie prend une tournure positive. Cela signifie que vous devez vous concentrer sur le résultat logique de vos vacances : le repos qui s'ensuit et une vie heureuse que vous allez pouvoir mener avec de nouveaux projets en tête.

Méthodes de contrôle de la réalité par le biais des couleurs des éléments de perception

La couleur est celle d'entre les propriétés qui correspond le plus à l'aspect spirituel de l'homme. Cela est dû au fait qu'une couleur est perçue en tant que grandeur infinie. En travaillant avec des couleurs, l'homme exerce réellement une influence sur le système infini des relations sur le plan informationnel. Le « langage » des couleurs est un instrument fiable au service de la connaissance de soi. Notre comportement, notre état d'esprit, notre santé et notre humeur dépendent du spectre visible de notre environnement.

L'impact de telle ou telle couleur sur l'organisme, plus précisément la vibration de la fréquence qui y correspond, peut restaurer à la norme un organe malade qui se trouvait en disharmonie.

La méthode repose essentiellement sur le principe que la couleur qui vous plaît le plus, vous donnera des informations par le biais de « l'enseignement du sauvetage et du développement harmonieux », établi par Grigori Grabovoi. Lorsque vous choisissez d'autres couleurs en plus de la première sélectionnée, le contrôle escompté de la réalité se réalise ; c'est comme si les couleurs se fondaient de façon harmonieuse les unes dans les autres. C'est exactement à ce moment-là que la norme de l'événement est fixée.

La technique
Concentration sur une couleur choisie

Concentrez-vous et imaginez à votre gauche une colonne de lumière blanche argentée, qui se prolonge vers le haut. Reliez cette colonne mentalement à « l'enseignement du sauvetage et du développement harmonieux » de Grigori Grabovoi.

À votre droite, vous imaginez une colonne de lumière d'une autre couleur claire de votre choix (dorée, lavande, rose ou autre). Mettez une tâche ou un problème bien spécifiés dans cette colonne (par exemple le changement d'une situation). Fixez des délais et formulez des variantes qui peuvent mener à l'accomplissement de la mission. Concentrez-vous et visualisez les deux colonnes se prolonger vers le haut, vers l'infini, et fusionner. Elles forment à présent un seul rayon de lumière, constitué des deux couleurs réunies, qui vous inonde de sa lumière de là-haut.

« Efforcez-vous de regarder plus loin vers le haut, lorsque vous voyez les couleurs se réunir dans la lumière qui tombe de là-haut. Cette lumière possède une structure qui contient aussi bien la couleur de l'enseignement que votre couleur choisie. Tentez maintenant de remplir de cette couleur l'espace qui vous entoure, c'est-à-dire efforcez-vous de résoudre les tâches des autres, une fois que vous vous êtes occupé(e) de la vôtre.

Dès que vous arrivez à visualiser cette couleur qui vient d'en haut, vous pouvez constater que vous avez atteint les objectifs d'un contrôle concernant votre tâche personnelle par le biais du macro-sauvetage, du sauvetage de tous. Dès que la lumière d'en-haut se met à affluer plus rapidement, pensez immédiatement à la façon dont vous pourrez transmettre ce savoir. Ainsi, vous contrôlerez le transfert du savoir de manière ciblée. Ce transfert doit être durable. Assurez-vous d'avoir procédé correctement en vue de l'accomplissement de vos tâches personnelles. Positionnez à présent ces tâches aussi à votre droite, et vous remarquerez que vous ne percevrez pas l'espace qui vous entoure, car vous travaillez en premier lieu dans l'espace mental. »

Grigori Grabovoi

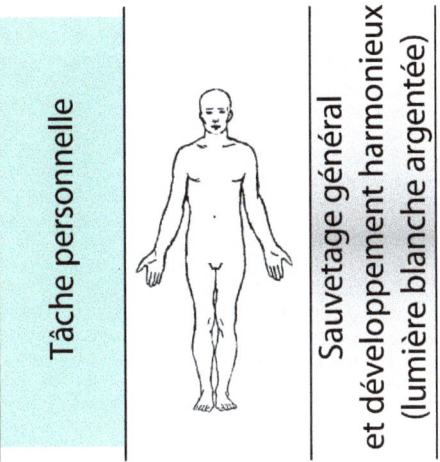

Illustr. 1

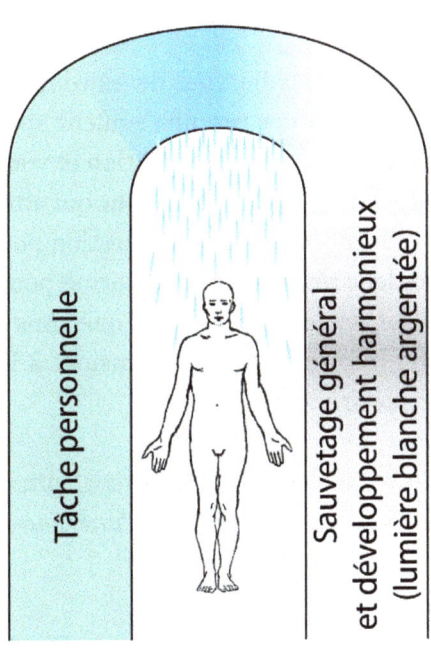

Illustr. 2

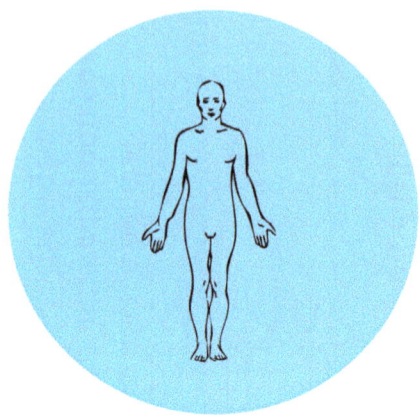

Illustr. 3

La technique
Concentration sur les couleurs arc-en-ciel

Pour vous débarrasser d'une maladie, vous devez vous concentrer sur le spectre optique de l'arc-en-ciel, en observant une couleur après l'autre. Vous devez choisir la couleur qui attire le plus votre attention et vous concentrer pendant trois à cinq minutes sur cette couleur. La couleur qui attire le plus votre attention est susceptible d'influencer l'organe en question pour qu'il change sa fréquence. Ainsi, cette couleur rétablit l'état de norme pour cet organe. Lorsque vous vous concentrez sur une couleur précise que vous avez créée à l'aide de votre perception, l'effet informationnel se transmet à l'organe malade, vous permettant ainsi de le guérir.

« *Vous devez impérativement effectuer cette concentration à partir de 22 heures (heure locale) à plusieurs reprises en l'espace d'une heure.* »

Grigori Grabovoi

Diagnostic à l'aide de la couleur blanche

L'homme abrite en son intérieur un centre d'information qui interagit sur le plan cellulaire avec les informations du microcosme comme du macrocosme. Au sein de chaque cellule, certains microprocessus ont lieu, qui sont déterminés par la structure fonctionnelle de la cellule. Il existe une interaction de la cellule avec ses composantes et avec son environnement.

Si on divise la cellule élémentaire en un million d'éléments, chaque élément interagit avec l'environnement et avec les éléments de l'organisme. Chaque élément de la cellule peut à nouveau être divisé en un million d'éléments. Cela se remarque par une absence de couleur, c'est-à-dire une couleur blanche apparaît, qui correspond à la norme initialement présente.

La source de toute maladie, par exemple d'une tumeur, peut être déterminée par le spectre visible. Si, à l'aide de notre perception, nous observons l'organisme en nous basant sur la structure de la couleur blanche, l'apparition de toute autre couleur est caractéristique d'un changement des informations dans l'organisme. Ce changement nous révèle la présence d'une maladie précise. L'homme dans son état naturel, normal, n'a pas de maladies. Son organisme est une structure close. Le corps entier, tous les organes, toutes les cellules de l'homme se trouvent dans la sphère informationnelle. La maladie est une information venant de l'extérieur. Quelque part sur la surface extérieure de la sphère informationnelle de l'homme, un « point d'entrée » s'est créé, et les informations de la maladie ont pu pénétrer dans sa sphère.

Pour réaliser un diagnostic permanent, la méthode suivante est recommandée :

« Au moment d'aller vous coucher, concentrez-vous sur le lobe de votre oreille droite et attendez-vous à percevoir de la couleur blanche. Tout écart de

la couleur blanche dans vos rêves, qui aura lieu sans autre effort mental de votre part, pourra amener le contrôle de votre état de santé. » Grigori Grabovoi

L'évolution spirituelle amène la réduction des troubles intérieurs.

En sélectionnant différentes couleurs, on peut se guérir soi-même, régénérer ses forces, ou aider les autres. Vous remarquerez à quel point vous changerez ou à quel point la personne que vous avez aidée, changera. Rendez-vous sur le plan des sensations et percevez le goût, l'odeur et la couleur propres à chaque situation. Travaillez dans une attitude positive ; ainsi, vos vibrations positives s'amplifieront.

01. Visualisez l'une après l'autre les couleurs de l'arc-en-ciel. Si votre regard reste attaché à une des couleurs, c'est peut-être la couleur dont vous avez besoin en ce moment. Concentrez-vous pendant cinq minutes sur cette couleur, laissez-la passer à travers votre corps et ressentez-en les bienfaits.

02. Employez cette couleur dans vos vêtements.

Cette méthode est très efficace. À condition de la pratiquer pendant un temps suffisamment long, vous remarquerez à quel point elle produit les effets désirés.

Contrôle des événements à l'aide d'ondes sonores

Nous nous concentrons respectivement sur un objectif collectif et un objectif individuel, conformément à la norme, c'est-à-dire au sauvetage général et au développement harmonieux, et nous envoyons l'information qui y correspond à l'aide d'un signal sonore de notre choix dans l'Univers afin que celle-ci se réalise. Les sons ont des propriétés électromagnétiques ; le son se répand en mouvements ondulatoires à travers l'éternité.

Un exemple

Nous nous trouvons dans la nature et nous écoutons le bruissement du vent dans les arbres. Nous dirigeons notre concentration vers les objectifs mentionnés plus haut et nous envoyons l'information contenue dans nos pensées, dans l'Univers. Elle est portée par le bruissement produit par le vent dans les arbres, leurs feuilles et leurs branches.

L'information de nos pensées se répand et agit avec une force « illimitée » dans l'Univers en vue de la restauration de la norme.

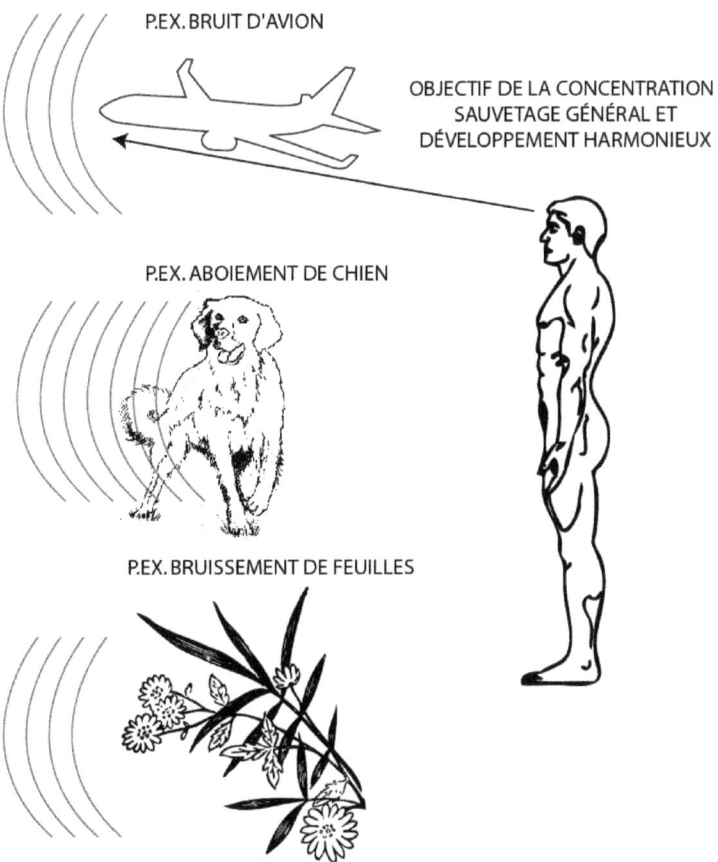

Travailler avec les sphères et d'autres formes géométriques

Contrôle des événements à l'aide d'un double cône de révolution

Pour commencer, nous construisons mentalement un « sablier » formé par deux cônes de révolution identiques dont la surface de la base correspond à celle d'un cercle formé en joignant notre pouce et notre index. Nous nous concentrons sur un objectif de notre choix et envoyons cette information dans le cône droit du « sablier » couché. Au centre du sablier, où les deux cônes se joignent, nous plaçons un huit (8), symbole de l'éternité. Pour renforcer l'effet, nous éclairons le huit d'une lumière blanche argentée. Notre information passe par le centre du sablier où elle subit une transformation dans le sens de la norme, et quitte le sablier par le cône gauche pour atteindre la réalité. La densité des informations entrantes est égale à la densité des informations sortantes. Grâce à l'utilisation du chiffre huit, les effets de la transformation seront éternels. Une fois la transformation accomplie, la structure utilisée à cette fin se dissout automatiquement.

Cône droit
> entrée des événements censés être transformés (maladie, douleur, chômage, problèmes relationnels).

Cône gauche
> sortie des événements transformés dans le sens de la norme (santé, bien-être, travail satisfaisant, relations harmonieuses).

Centre
> lieu de transformation de l'information entrée vers la norme.

Exemple « hypotension »

Nous voyons le « sablier » couché devant nous. Nous plaçons un huit (8) dans son centre et envoyons de la lumière blanche argentée sur ce huit. À présent, nous faisons pivoter le sablier dans le sens des aiguilles d'une montre, de sorte que la base du cône droit pointe vers notre corps. Nous relâchons l'information « hypotension » dans ce cône. Elle se trouve aspirée comme par le vide pour passer par le centre du sablier, où elle est transformée dans le sens de la norme (« tension sanguine normale »). En parallèle, nous prononçons mentalement :

« Restauration de la tension sanguine au niveau cellulaire
à la norme du Créateur »

L'information « tension sanguine normale » quitte le cône gauche situé en face en ayant la même densité d'information avec laquelle elle a été insérée dans le cône droit, et se répand dans l'Univers.

Double cône de révolution (« sablier »)

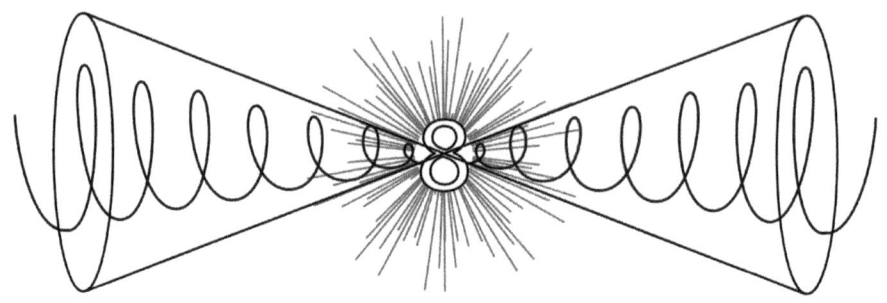

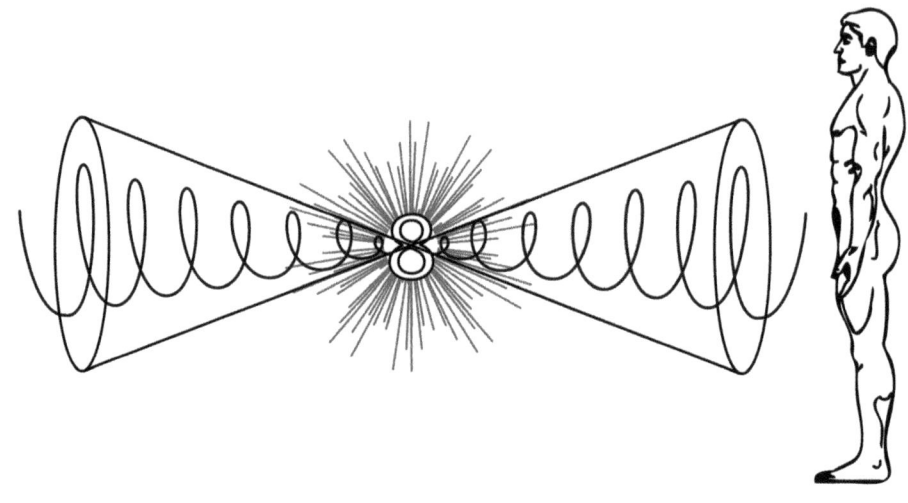

Création de cellules salvatrices

Imaginez plusieurs sphères qui vous entourent. Ce sont les segments de votre conscience.

Tout près de vous : les **segments de conscience proches**.
Plus loin : les **segments de conscience éloignés**.
Encore plus loin : les **segments de conscience les plus éloignés**
(à proximité de l'étoile polaire).

Choisissez une de ces sphères (un de ces segments) qui servira de cellule salvatrice dotée de matière vivante.

Un des segments de conscience les plus éloignés (ultra-éloignés) s'illumine, tel une étincelle. Rapprochez la cellule de vous et commencez à travailler avec elle.

01. Remplissez la sphère de couleur blanche argentée.

02. Placez le mot « cellule salvatrice » ainsi que le symbole de l'éternité (8) et de l'infini (∞) dans la cellule.

03. Si vous souffrez d'une pathologie en particulier, insérez le code qui correspond à cette pathologie dans la cellule salvatrice. Faites qu'elle brille de tous ses feux et qu'elle baigne dans une lumière violette. À présent, elle est prête à être utilisée.

04. Insérez la cellule mentalement dans l'organe atteint et amenez-la à traverser l'organe dans le sens des aiguilles d'une montre, en vue de la restauration de celui-ci.

05. Observez comment la cellule salvatrice vivante commence à se multiplier et à restaurer l'organe. Imaginez-vous que l'organe émet une couleur violette.

Vous voyez l'organe en bonne santé – LA NORME. Imaginez à présent l'organe dans sa couleur naturelle, tel que vous pouvez le voir dans un livre d'anatomie. Sur le plan informationnel, on est libre de tout faire : créer et animer quelque chose, et ces informations « descendent » ensuite sur le plan physique.

Le moment le plus utile pour effectuer ce travail se situe entre 22 et 23 heures (heure de Moscou). Dans ce créneau horaire, vous profitez sur le plan informationnel du soutien de Grigori Grabovoi.

Si toutefois, cela ne vous est pas possible, vous pouvez déplacer le créneau horaire mentalement pour qu'il corresponde au créneau optimal. Continuez à travailler avec la cellule jusqu'à ce que vous constatiez que l'organe est restauré.

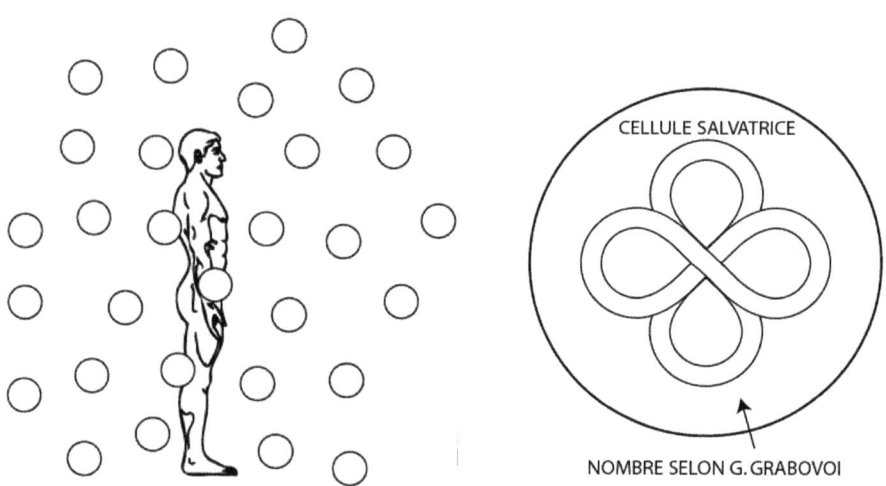

Restauration de la colonne vertébrale

01. Nous portons notre attention sur notre colonne vertébrale. Tout le long de celle-ci, nous inscrivons mentalement avec des lettres de lumière le mot « *NORME* », afin de soutenir le processus de guérison.

02. À côté de notre **hanche droite**, nous plaçons mentalement une sphère de lumière (sphère 1), dans laquelle nous insérons l'information « ***restauration complète de ma colonne vertébrale*** ». À présent, nous voyons une liaison faite de lumière se créer entre cette sphère et la „norme" inscrite le long de la colonne, car l'information répand sa lumière depuis la sphère à travers tout notre corps. Les problèmes au niveau de la colonne vertébrale sont quasiment toujours des problèmes qui concernent notre organisme dans son ensemble. Pour cette raison, nous sentons que le rayonnement de la lumière envahit tout notre corps physique et le restaure à la norme.

03. Nous plaçons une autre sphère de lumière (sphère 2) à côté de notre ***genou droit***. Elle contient la même information « ***restauration complète de ma colonne vertébrale*** ». À nouveau, une liaison rayonnante de lumière se crée entre la sphère et l'inscription de la « norme » le long de la colonne vertébrale. Le rayonnement lumineux avec l'information qu'il contient monte du genou le long de la cuisse et traverse ensuite tous les organes pour arriver à la « norme » inscrite le long de la colonne vertébrale.

04. Ensuite, nous plaçons une troisième sphère (sphère 3) à côté de notre ***cheville droite***, à la différence près qu'elle contient cette fois-ci l'information « ***restauration complète de mon organisme*** ». Cette sphère est remplie de lumière blanche argentée.

Nous prononçons mentalement :
*« **Restauration complète de mon organisme à la norme du Créateur !** »*

Un rayonnement important, qui contient l'information de la sphère, commence à monter depuis la cheville, à travers le bas de la jambe et la cuisse, jusqu'à envahir nos organes génitaux, le système digestif, le foie, la rate, les reins et le pancréas. De même, les poumons sont totalement envahis par cette luminosité. Elle se relie à la « norme » inscrite le long de la colonne vertébrale, et continue à monter, en passant par la thyroïde et le cou, pour en arriver au cerveau et à **l'hypophyse**. Cette dernière se trouve tellement fortement illuminée qu'une petite **sphère blanche argentée** se forme au milieu du cerveau, à l'endroit précis où le crâne s'est formé à l'origine.

05. Un **arc de lumière étincelante** se crée entre notre hémisphère cérébral droit et notre **hémisphère cérébral gauche.** L'hémisphère droit contient toute l'information dont nous avons besoin pour garder notre corps en bonne santé.

06. L'hémisphère gauche commence ainsi à « traiter » l'information reçue et à la transmettre au **système endocrinien dans son ensemble.** Ce système, responsable du contrôle de notre métabolisme, produit les **hormones** nécessaires pour parfaitement restaurer notre corps, voire le rajeunir. Notre corps fonctionne à nouveau selon la **norme du Créateur**.

07. Nous prenons note de la **date** et de **l'heure** qu'il est et envoyons cette information – à partir de maintenant – dans **l'éternité**.

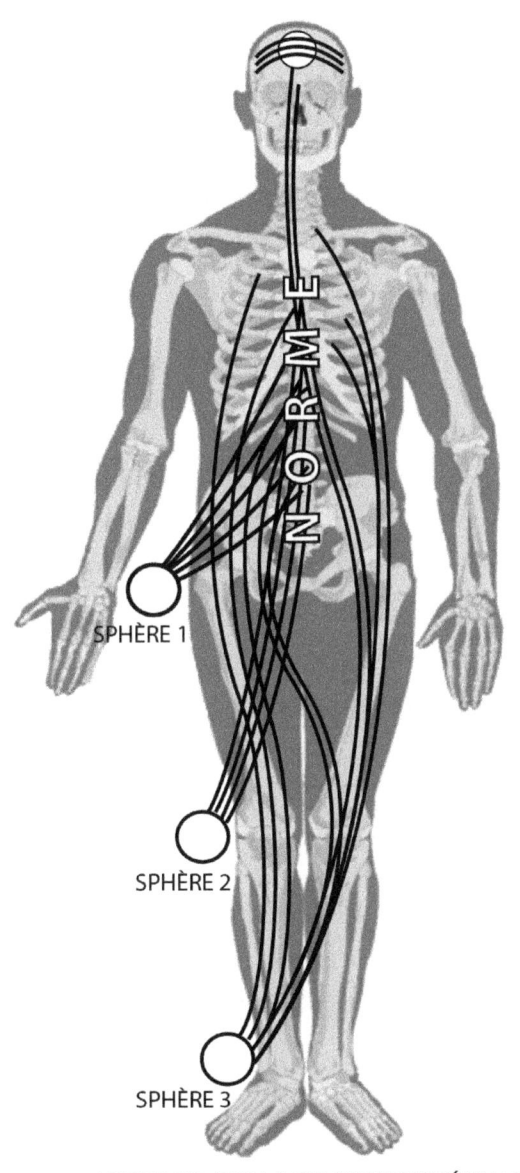

LE TRAVAIL SUR LA COLONNE VERTÉBRALE

Méthode en vue d'une harmonisation de vos affaires professionnelles

Le nombre relatif à la normalisation de votre situation financière est le suivant : 71427321893

Le nombre relatif à la résolution de questions et de problèmes généraux est le suivant : 212309909

Lorsque vous vous concentrez sur un nombre donné, entourez-vous de ce nombre : mettez-le dans votre porte-monnaie, dans votre passeport ou dans vos documents. Imaginez le nombre dans votre bureau ou à votre domicile.

Méthode applicable à diverses situations que l'on souhaite résoudre

À une distance d'environ 50 cm de notre corps, se trouve une colonne de lumière spirituelle, qui contient toutes les informations de la Création.

> Je prononce ces paroles :
>   « Sauvetage général et développement harmonieux ! »

> Puis, je m'imagine de façon très détaillée une situation ou un résultat que je souhaite obtenir (harmoniser) dans ma vie.

> Je place cette information mentalement dans la colonne lumineuse du Créateur (à environ 50 cm devant mon corps). À présent, je courbe cette colonne de lumière contenant de l'information de façon à obtenir un arc. Ainsi, le centre de mon information se déplace vers le point le plus courbé.

> Je maintiens l'information à cet endroit précis le temps que ma concentration dure, et puis je la relâche en débandant l'arc. Ce faisant, mon information et mes souhaits sont envoyés ou « lâchés » dans le courant de lumière du Créateur.

> En utilisant cette méthode, mon information se trouve transportée dans la réalité et donc transformée en un résultat à la vitesse de l'éclair.

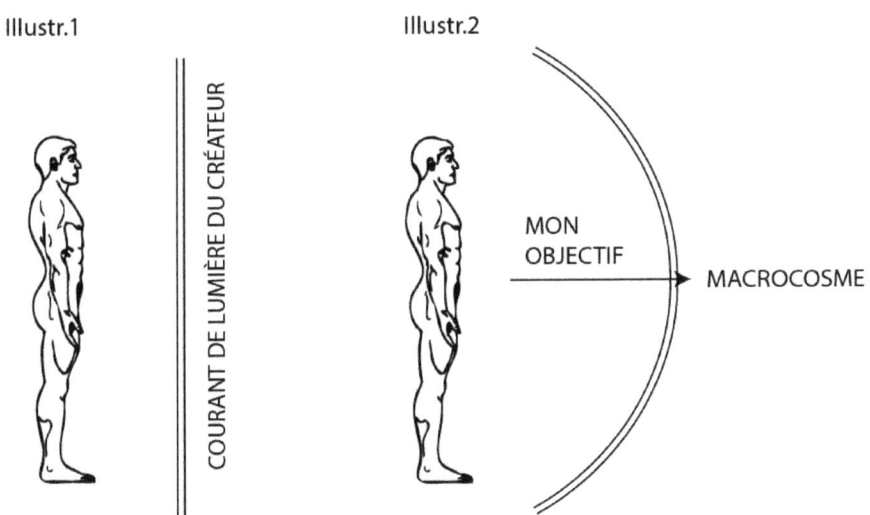

Technique pour gérer les problèmes

Tous les problèmes que connaissent les humains ont un point où ils se concentrent et qui se trouve à 2 cm de distance devant le corps physique, à hauteur du troisième œil. Il s'agit d'une sphère d'un rayon de 2 cm, qui se situe, comme je viens de le mentionner, à 2 cm de distance du corps.

À l'intérieur de cette sphère se trouve la source informationnelle des problèmes. C'est le point où les problèmes se condensent. Certaines personnes parlent des maux de tête que leur causent leurs problèmes et se massent le front. La concentration des problèmes exerce une pression réelle sur la structure physique de l'humain. Cependant, l'humain dispose d'une autre sphère (le centre informationnel supérieur), qui, elle, lui permet de contrôler ces problèmes. Elle se situe au-dessus de la tête, à une distance de 2 cm. C'est une sphère d'un rayon de 5 cm, qui est composée de sept segments. Le premier segment est orienté en direction du nez. Si on fait entrer en contact le problème avec l'information contenue dans ce segment, le problème se dissout.

Nous employons cette technique si nous ne disposons que de peu de temps et face à un problème qui nécessite une résolution rapide.

Cette technique nous permet non seulement de nous débarrasser des problèmes, mais en plus, nous aide à comprendre le sens de ceux-ci. Si nous comprenons ce qui se passe et pour quelle raison, nous sommes en mesure de réévaluer et de changer nos actes, nos pensées et nos attitudes.

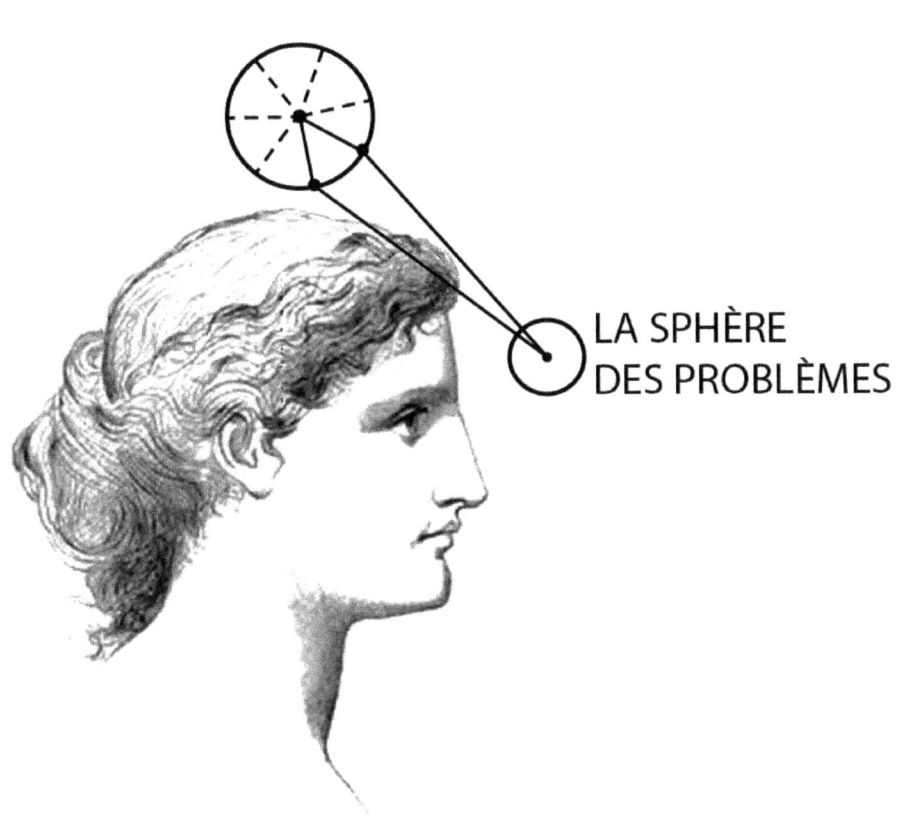

Restauration d'organes pairs

01. Nous tenons les mains devant notre corps, paumes orientées vers nous, les doigts de la main gauche pointant vers ceux de la main droite et vice-versa.

02. Pour commencer, nous portons notre attention sur l'index de notre main gauche.

03. Puis, nous transférons une impulsion à l'index de la main droite par un mouvement du regard (soutien optique).

04. Ensuite, nous continuons à transférer cette impulsion:
    a > de l'index droit vers l'auriculaire gauche
    b > de l'auriculaire gauche vers l'auriculaire droit
    c > e l'auriculaire droit vers l'annulaire gauche.

    Essayer de ressentir ce qui ce passe à présent dans votre corps. Vous avez d'ores et déjà atteint l'état de contrôle mental !

05. Maintenant, transférez l'impulsion vers l'annulaire de votre main droite.

    Pendant cet exercice, de nouvelles cellules se créent, le rajeunissement et/ou la régénération des organes pairs commence, et le fonctionnement des cellules du cerveau s'en trouve activé.

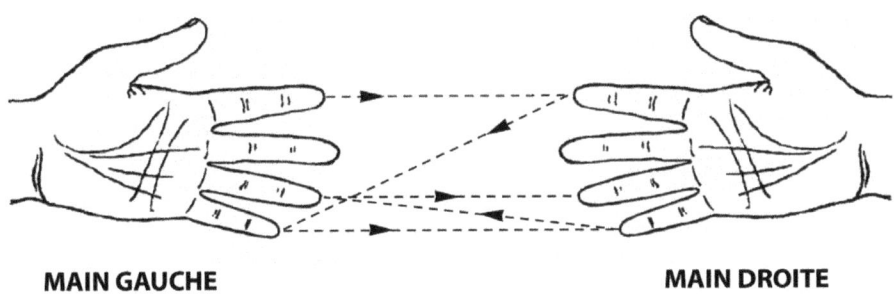

MAIN GAUCHE   **MAIN DROITE**

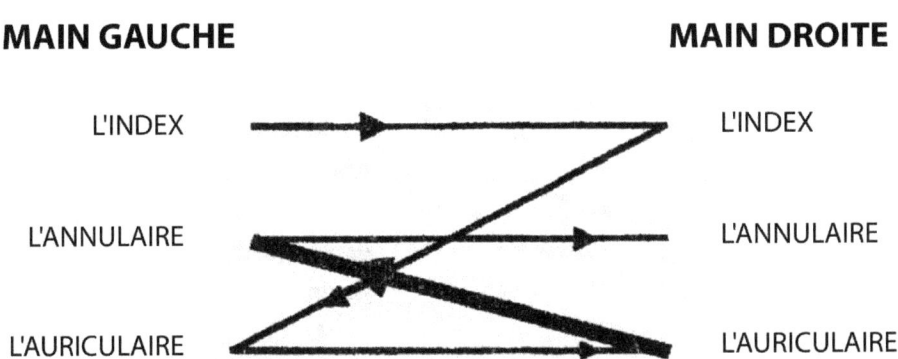

Diagnostic par le biais de la concentration sur les segments du corps

Afin de pouvoir « scanner » l'organisme par une observation visuelle, nous le divisons mentalement en 10 segments distincts. Ces segments correspondent aux dix doigts de nos mains.

Nous divisons l'organisme mentalement en dix segments en commençant par l'auriculaire de la main gauche, qui correspond aux jambes, et en terminant par l'auriculaire de la main droite, qui correspond à la partie supérieure de la tête (cf. illustration).

Ensuite, nous nous concentrons sur nos doigts. Le doigt dans lequel nous percevons en premier une sensation (chatouillement, chaleur, vibration, réaction cutanée, attention générale), est celui sur lequel nous porterons notre attention par la suite. En comparant avec l'illustration, nous transférons notre concentration sur le segment de l'organisme qui y correspond.

En portant notre attention sur des détails supplémentaires, nous pouvons identifier un organe, une cellule ou un micro-élément dans ce segment, qui est en cause. La sensation que nous procure le doigt en question reflète un changement dans le segment correspondant de l'organisme.

À l'aide de cet exercice de concentration, nous sommes en mesure d'effectuer un diagnostic sur le plan informationnel. Vous pouvez également pratiquer cet exercice de concentration à des fins de prévention, par exemple une fois par semaine.

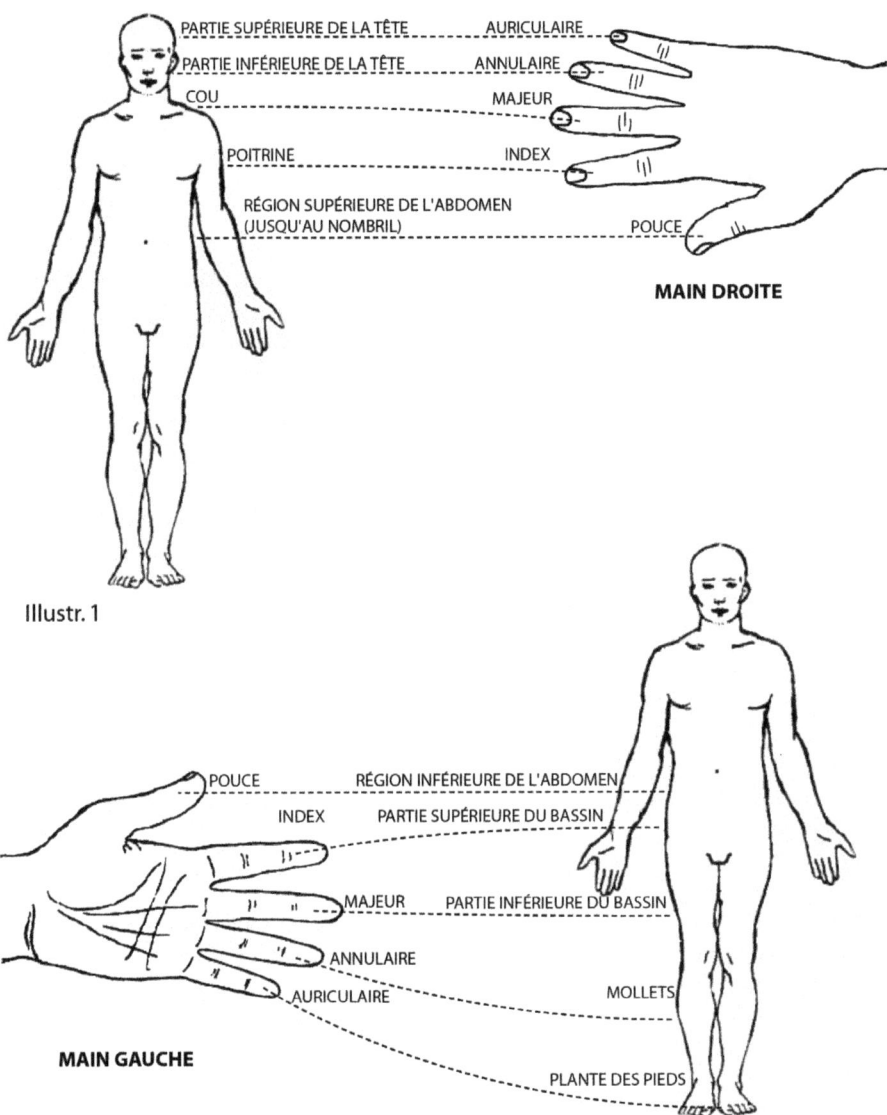

Illustr. 1

Illustr. 2

Méthode de protection

Objectif de la méthode décrite
Transformation de la réalité, avant même que la clairvoyance ait identifié un problème dans l'avenir. Cela signifie que, conformément au système du « sauvetage général... » de Grigori Grabovoi, nous devons toujours avoir la « norme » ou la transformation vers la « norme ». Cela vaut par rapport à n'importe quelle maladie ou situation qui peut arriver dans notre vie ou que nous souhaitons transformer.

Nous pouvons appliquer le principe du travail avec la conscience. Ce principe repose sur la création de segments en forme de sphère partielle (2/3 d'une sphère), qui ont le pouvoir de refléter d'éventuelles informations négatives. Cela signifie concrètement que d'éventuelles informations négatives seront « repoussées » avant même leur réalisation.

Description
> Nous commençons par nous imaginer une sphère qui ressemble par exemple à un ballon de foot. Nous divisons ce « ballon de foot » mentalement en trois segments de taille égale (cf. illustration). Les faces intérieures de ces segments reflètent les informations négatives.

> Nous utilisons deux des segments pour les placer devant nos genoux de façon à ce que les faces intérieures au pouvoir réfléchissant pointent vers l'avant.

> Le signal d'une information nous parvient d'abord au niveau de nos genoux. C'est là que nous avons placé les réflecteurs. De là, nous recevons l'information reflétée vers la norme ou, autrement dit, l'information transformée dans le sens de la norme atteint notre cerveau.

Explication
C'est grâce au mouvement de nos genoux que nous nous déplaçons vers l'avenir.

Lorsque nous bougons nos jambes, les genoux pliés sont les premiers éléments de notre corps à arriver dans l'avenir. C'est la raison pour laquelle une information qui vient de l'avenir nous parvient d'abord au niveau des genoux.

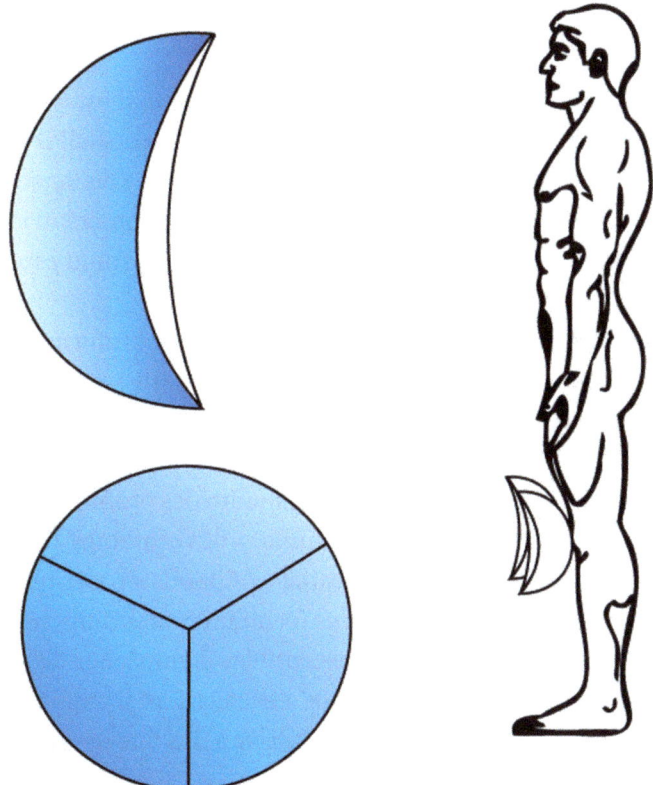

À propos de Grigori Grabovoi

Grigori Grabovoi est né le 14 novembre 1963 dans le village de Bogara dans la circonscription Kirov au Kazakhstan. En 1986, il a terminé ses études de mécanique à l'Université d'État de Tachkent (faculté de mathématiques appliquées et de mécanique).

Membre de l'Académie internationale de l'information, il est aussi membre de l'Académie russe des sciences, et a été ponctuellement conseiller d'une compagnie aérienne russe. Il est l'auteur de plusieurs ouvrages au sujet de la découverte du champ créatif dans le domaine de l'information créatrice, qui couvrent divers thèmes informationnels et modèles du continuum espace-temps.

Il a également découvert des méthodes pour convertir l'information relative à un acte donné dans une forme géométrique connue, ainsi que des principes de diagnostic à distance et de régénération. Il est doté de facultés extraordinaires en matière de clairvoyance et de prédiction, et il maîtrise diverses méthodes de traitement. La clairvoyance lui permet de résoudre des problèmes scientifiques. À l'aide de cette clairvoyance, il a pu « examiner » des centaines d'avions et même la station spatiale « Mir » et la navette spatiale « Atlantis » : ses résultats ont été parfaitement confirmés par des examens techniques ultérieurs réalisés par des mécaniciens. Il effectue des travaux susceptibles d'empêcher des catastrophes en faisant appel à un développement non destructif, et il explique ses méthodes pour contrôler des objets afin de les utiliser à des fins de sauvetage.

Le Centre de techniques spirituelles SVET
Private Academy for the Human Being

L'objectif et la mission du centre consistent à répandre l'enseignement de Grigori Grabovoi au sujet du sauvetage et du développement harmonieux éternel de toute l'humanité.

Le centre SVET transmet un savoir dans le domaine de l'âme, de l'esprit et de la conscience. Sur la base de l'enseignement du « sauvetage général », le centre transmet des techniques de réunification de l'être humain avec le Créateur sur tous les plans.

Des enseignements pour une meilleure compréhension de la structure du corps physique éternel sont dispensés par le centre. Ces techniques sont accessibles à tout le monde. Le centre vous propose de cultiver et de corriger votre santé par le biais du savoir enseigné.

Le centre SVET vous apprend à reconnaître les lois et les principes qui agissent dans les événements qui nous entourent, et à restaurer votre santé de façon autonome. Car de notre point de vue, les maladies dites incurables n'existent pas.

Svetlana Smirnova

La neurologue et homéopathe Svetlana Smirnova est née à Omsk (Sibérie). Après des études à la faculté d'État de médecine, elle a travaillé en tant que médecin pendant dix ans au service de neurologie de la clinique publique d'Omsk. Depuis 1995, elle vit à Hambourg en Allemagne. C'est là qu'elle a fondé avec Sergey Jelezky le Centre de techniques spirituelles SVET. Elle transmet son savoir lors de conférences et d'ateliers qu'elle anime dans le monde entier.

Sergey Jelezky

Artiste peintre et designer diplômé, il a fait des études à l'école supérieure de technique d'Omsk pour travailler ensuite dans son propre atelier à Omsk et puis à Hambourg. Tout comme Svetlana Smirnova, il a suivi les cours de la « Fondation A. N. Petrov » (une école de clairvoyants), du centre « Géovoyager » (structuration de la conscience)*, du Centre de techniques spirituelles « L'espoir » avec N. A. Koroleva et W. A. Korolev*, et du Centre de techniques spirituelles « Arigor » avec I. W. Arepjev*.

(* Ces centres sont situés à Moscou.)

Bibliographie

« Méthodes de concentration »
Grigori Grabovoi
ISBN : 978-3-943110-00-5

„*Restoration of the Human Organism through Concentration on Numbers*"
Grigori Grabovoi
ISBN: 978-3-943110-12-8

„*Unified System of Knowledge*"
Grigori Grabovoi
ISBN: 978-3-943110-05-0

„Selected Lectures"
Grigori Grabovoi
ISBN: 978-3-943110-11-1

Étant donné que le présent ouvrage traite de sujets relatifs à la santé, nous attirons votre attention sur le fait que les exercices présentés ne constituent pas un traitement médical et ne sauraient en aucun cas modifier ou remplacer la prescription de votre médecin.

En cas de doute, suivez les conseils de votre médecin traitant ou d'un autre médecin ou pharmacien de confiance !

/ Notes

Notes /

Milton Keynes UK
Ingram Content Group UK Ltd.
UKHW052121404244
44092UK00007B/18